AF322534

DE LA

CONTAGIOSITÉ

DE LA

PHTHISIE TUBERCULEUSE

Par M. J. VISEUR

Vétérinaire départemental, à Arras, Secrétaire de la Société
de Médecine vétérinaire des départements
du Nord et du Pas-de-Calais.

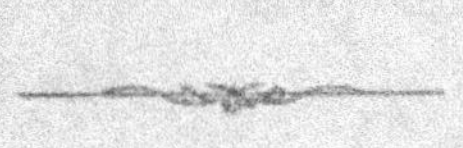

ARRAS

A. Courtin, imprimeur breveté, place du Wetz-d'Amain, n° 7.

1875

1°. OBSERVATIONS CLINIQUES

DÉMONSTRATIVES DE LA CONTAGIOSITÉ DE LA TUBERCULOSE
PAR SUITE DE CONTACT OU VOISINAGE D'ANIMAUX SAINS
AVEC DES MALADES ;

2°. RÉSULTAT D'EXPÉRIENCES

INSTITUÉES EN VUE DE TRANSMETTRE D'ESPÈCE A AUTRE LA
TUBERCULOSE PAR LES VOIES DIGESTIVES. — CONSÉ-
QUENCES ÉCONOMIQUES ET HYGIÉNIQUES DU REJET DE
LA CONSOMMATION DES VIANDES PROVENANT DE BÊTES
TUBERCULEUSES ;

Par M. J. VISEUR

Vétérinaire départemental, à Arras, Secrétaire de la Société
de Médecine vétérinaire des départements
du Nord et du Pas-de-Calais.

Avant qu'elle eût été soumise au critère de la méthode
expérimentale, la tuberculose était assez généralement con-
sidérée comme susceptible de se transmettre par hérédité,
mais elle n'était contagieuse qu'aux yeux d'un petit nombre
de médecins de l'homme et des animaux. Les autres regar-
daient les faits sans les voir, sans les scruter, et, sur ce point
spécial, en savaient moins que le public, dont l'esprit d'observation n'avait pas été dévoyé par de fausses doctrines

médicales, et qui, à la vue de deux époux mourant, l'un après l'autre, de phthisie tuberculeuse, fait, hélas ! beaucoup trop commun, conjecturait que le premier atteint avait communiqué sa maladie au second.

Les médecins de l'homme, surtout, hésitaient à admettre une cause dont les effets *suivent parfois de si loin*, qu'il est, à la vérité, difficile d'en bien saisir l'enchaînement ; quelques-uns même, demandaient que si la phthisie est contagieuse, on se gardât de divulguer cette vérité, comme si le premier devoir de l'homme n'était pas de rechercher la vérité sur toutes choses et son premier besoin de la connaître ; comme si la crainte de la mort, bravée en soignant des êtres aimés, allait nous terrifier et nous faire abandonner lâchement nos amis et nos proches.

Les expériences de MM. Villemin, du Val-de-Grâce, et Chauveau, de Lyon, ont été le point de départ d'un revirement de beaucoup de praticiens vers les idées qu'avaient soutenues Morgagni, Valsalva, Van Swieten, Morton, J. Franck, Hufeland, etc., et aujourd'hui, on peut affirmer que c'est la contagion qui compte le plus grand nombre de partisans.

Les faits positifs se sont, d'ailleurs, rapidement multipliés en Allemagne aussi bien qu'en France ; moi-même, j'ai voulu apporter, dans cette grosse question, un modeste tribut d'observations cliniques et expérimentales qui confirment les craintes que j'exprimais, en 1868, devant mes collègues de la Société de Médecine vétérinaire, dans les termes suivants : « Si la phthisie tuberculeuse peut se communiquer par cohabitation et surtout par ingestion d'aliments souillés des produits d'expectoration d'animaux tuberculeux, on voit que la présence d'une bête phthisique dans une étable, est une menace de mort pour ses voisines, mangeant et buvant dans la même auge. Cela expliquerait, ajoutai-je, la persistance de la tuberculose dans certaines fermes, d'ailleurs convenablement tenues, dont le bétail est lentement décimé, bien qu'on ne s'y livre pas à l'élevage et qu'on ne puisse, par conséquent, accuser l'hérédité. »

FAITS D'OBSERVATION CLINIQUE (*).

Dans le courant d'octobre 1872, je fus consulté par le propriétaire d'une grande exploitation agricole située à Monchy-Breton, arrondissement de Saint-Pol, sur les mesures à prendre pour le débarrasser de la phthisie, qui infectait sa vacherie depuis plus de trente ans, et occasionnait chaque année la mort de deux ou trois animaux, parfois davantage.

« L'affection, me fut-il dit, ne frappe les bestiaux qu'*après « un certain séjour* dans l'étable, mais alors, sans distinc- « tion d'*âge*, de *race*, de *provenance* ni de *conformation*. »

(*) Nous nous bornons, pour ne pas trop étendre ce Mémoire, à signaler deux fermes où la tuberculose s'est transmise par suite de contact ou proche voisinage d'animaux malades avec des animaux sains. Les établissements infestés de la sorte ne sont pas rares autour de nous. Un de nos collègues et amis, M. Delarue, de Bienvillers-au-Bois, en connaît également plusieurs dans la contrée où il exerce : les faits très circonstanciés qui s'y rapportent paraîtront dans le prochain *Bulletin de la Société de Médecine vétérinaire des départements du Nord et du Pas-de-Calais.*

Quelle pouvait être la cause de cette pérennité de la tuberculose sur des animaux bien logés, bien conformés et bien nourris ?

Etait-ce l'hérédité seule ? Mais les bestiaux achetés au dehors, et mon client achetait fréquemment et de préférence de beaux spécimens mâles et femelles, dans l'espoir d'obtenir des produits sains, étaient affectés, après un séjour d'un à deux ans, parfois un peu plus ou moins dans l'étable, aussi bien que ceux qui y avaient été élevés.

Etait-ce la vieillesse et l'épuisement par la lactation ?

Mais les génisses n'étaient pas plus épargnées que les vaches, et, comme tous les jeunes en général, qui offrent à l'absorption virulente une voie plus active, résistaient moins longtemps. — Quelques jours avant ma visite à Monchy-Breton, une vache de moins de trois ans et une génisse de deux ans, atteintes de phthisie au dernier degré, furent encore dirigées sur l'abattoir d'Arras, mais l'une mourut aux portes de la ville et l'autre, déclarée par moi impropre à la consommation, fut également enfouie. Ces deux bêtes présentaient des lésions extraordinaires : les poumons et tout l'appareil ganglionnaire étaient transformés en matière crétacée.

Après avoir éliminé les causes proches ou lointaines considérées comme susceptibles de produire la phthisie, j'ai conclu à une contagion par l'air et surtout par *l'ingestion des produits d'expectoration des malades* et conseillé en conséquence de mettre au régime de l'engraissement toutes les bêtes restantes pour en tirer le meilleur parti possible et, *la dernière vendue,* d'assainir complétement l'étable avant de la repeupler (1).

(1) N'est-ce pas de la même manière, c'est-à-dire par contagion,

Une particularité digne de remarque, dont il serait possible de donner une explication physiologique, c'est que la tuberculose *pulmonaire*, tant que les tubercules ne *sont pas ramollis*, que la maladie n'est pas arrivée à une période trop avancée, ne paraît pas ralentir sensiblement l'engraissement des animaux, tandis que cette opération est difficilement menée à bien dans le cas de tuberculose mésentérique ; même remarque à faire pour la sécrétion lactée, qui n'est pas non plus incompatible avec un certain trouble des fonctions respiratoires. Mais dès que les vaches poitrinaires cessent de donner, c'est que la maladie, qui s'accuse alors par un dépérissement accéléré, a été rapprochée de son terme fatal par le fait même de la lactation exercée à outrance.

Mes conseils ont été suivis à Monchy-Breton, et, depuis près de quatre ans qu'on y a procédé, non plus à un renouvellement partiel, mais à un renouvellement total du bétail, qu'on a désinfecté les étables, la tuberculose n'a pas fait de nouvelle victime.

Le second exemple de contagion que je me propose de signaler, est peut-être plus concluant encore que le précédent ; les circonstances de la transmission de la phthisie, par voie de cohabitation, y sont très nettement précisées par M. Grad, de Wasselone (Alsace) et l'observation clinique se trouve confirmée par un fait expérimental d'une grande valeur.

« Pour bien comprendre, dit M. Grad, dans quelles cir-

autant et plus que par mauvaise hygiène, que de jeunes bêtes flamandes, robustes et saines au moment où elles quittent leurs gras pâturages, deviennent poitrinaires après *un court séjour* dans les étables de certains laitiers de Paris ?

constances j'ai observé le plus souvent la transmission de la tuberculose, il est nécessaire que je dise un mot de la disposition des étables chez nos cultivateurs. Les animaux de l'espèce bovine sont ordinairement placés dans des stalles très courtes, qui séparent complétement les animaux les uns des autres, depuis le râtelier et la mangeoire jusque vers le milieu de la largeur de l'étable. Cette disposition, tout en empêchant les animaux de se battre à coups de cornes (les têtes ne pouvant se rapprocher), permet de leur donner la ration à part.

· A différentes reprises, les propriétaires m'avaient fait part qu'ils avaient perdu deux, trois, quatre têtes de bétail, *dans la même stalle*, à la suite de consomption, de marasme accompagné de toux. A vrai dire, je n'attachai pas d'abord grande importance à ces déclarations, soit que je misse ces pertes sur le compte du hasard, soit sur le compte de l'hérédité, qui joue un grand rôle dans le développement de la phthisie pulmonaire. Cependant, en visitant un jour les étables d'un grand cultivateur de Leinheim, ce dernier me déclara que, depuis cinq ans, il perdait chaque année une tête de bétail à la suite de consomption, et · chose curieuse, me dit-il, c'est toujours dans la même stalle que le fait se produit. · Il me fit voir, en effet, une jeune vache qui, après examen, présentait tous les signes de la tuberculose : maigreur excessive, peau collée aux os, toux fréquente et faible. Cet animal étique valait 30 à 40 francs, prix auquel il a été vendu. D'après le dire du propriétaire, il y avait dix mois que cette vache avait été placée dans cette stalle, et au moment où elle y avait été mise, elle jouissait d'une santé florissante :

C'était la cinquième tête qui était arrivée à cet état de marasme dans cette stalle.

» Je dois avouer que mon attention fut singulièrement piquée du récit qui venait de m'être fait ; néanmoins, je fis comprendre à mon client que vraisemblablement l'hérédité avait joué le principal rôle dans cette succession de pertes. Tel n'était pas son avis ; je lui proposai de faire choix d'une tête de bétail dans son étable pour la placer *dans la même stalle* et pour en faire un sujet d'expérience.

» Je choisis à cet effet une génisse pleine, âgée de *trois ans*, qui me parut présenter tous les signes d'une santé parfaite ; elle était née à la ferme, n'avait jamais été malade et *n'avait jamais toussé*. Dans sa *filiation ascendante*, il *n'y avait jamais eu de cas de tuberculose*. Cette génisse se porta bien jusqu'après le vélage ; à cette époque, une toux courte fut le premier symptôme qu'on observa ; cette toux augmenta de fréquence et, peu à peu, l'amaigrissement et tout le cortége des symptômes qui accompagnent la tuberculose se dessinèrent d'une manière très nette. Bref, au bout d'un an, cette génisse n'était plus que l'ombre d'elle-même ; étique, elle fut vendue à vil prix pour la basse boucherie comme celle qui l'avait précédée dans la même stalle.

» Je dus cette fois me rendre à l'évidence ; c'était la *sixième* tête de bétail qui, *dans la même stalle*, avait été atteinte de la tuberculose ; il n'y avait dès lors plus de doute pour moi, la tuberculose avait été transmise probablement par l'ingestion des matières expectorées par les malades qui avaient habité antérieurement la même place.

» Je fis enlever toute la boiserie qui constituait la stalle,

désinfecter à fond la mangeoire et le râtelier et je laissai la
place inoccupée pendant un certain temps. Depuis cette époque,
la stalle a été reconstruite, réoccupée par plusieurs animaux, et
la tuberculose n'a point fait de nouvelle victime, *ni dans la
stalle, ni dans le reste de l'étable.* .

FAITS D'OBSERVATION EXPÉRIMENTALE.

Vers la fin d'octobre 1874, je logeai à l'abattoir d'Arras,
dans des greniers spacieux, bien aérés, les animaux ci-après
désignés, provenant de parents sains et ne présentant eux-
mêmes aucun signe de maladie :

1° Une chatte sous poil uniformément gris, âgée de deux
ans ;

2° Un chat sous poil gris tacheté de blanc, âgé de un an ;

3° Un chat sous poil noir, âgé de sept mois ;

4° Un chat sous poil gris, âgé de trois mois ;

5° Une chatte sous poil gris, mélangé de blanc, âgée de
trois mois ;

6° Une chatte sous poil noir, âgée de deux ans ;

7° Une chienne de petite race, âgée de deux mois ;

8° Un chien d'assez forte race, âgé de deux mois ;

9° Un chien d'assez forte race, âgé de deux mois ;

10° Une coche, âgée de trois mois. — Cette dernière con-
tracta, quelques jours après son arrivée, un érysipèle gangre-
neux, et mourut le 9 novembre. L'autopsie faite le lendemain
ne laissa rien voir qui pût être rapporté à la tuberculose.

Tous les autres sujets furent nourris alternativement

avec de la viande fraîche, salubre ; de la panse de mouton cuite et du pain trempé dans suffisamment de lait pour constituer un bon régime.

Le 24 octobre, la ration du matin est remplacée par des débris de poumons et de ganglions d'une vache tuberculeuse que mes animaux mangent tous volontairement, quelques-uns avec avidité. Les n⁰ˢ 4 et 5 font une sorte d'exception, en ce sens qu'ils n'ingèrent que dix grammes chacun de matière tuberculeuse sous différents états, leur repas étant complété par les aliments ordinaires de bonne qualité.

L'expérience est répétée, *toujours dans les mêmes conditions*, les 30 octobre, 2, 9, 18 novembre, 1ᵉʳ et 5 décembre. A ce moment, les plus jeunes accusent déjà du malaise ; ils sont moins gais, ne jouent plus, toussent assez souvent et ont de la diarrhée. Le 21 décembre, ils peuvent à peine se traîner et refusent toute nourriture. A cette date, les n⁰ˢ 3 et 4 meurent ; le n⁰ 5 les suit à un jour d'intervalle. Le froid rigoureux qu'il faisait alors a dû précipiter la succession des phénomènes morbides.

Les adultes inscrits sous les n⁰ˢ 1, 2 et 6 ne sont pas dans un état bien satisfaisant d'embonpoint ; ils ont le poil sec, hérissé, toussent, mais leur maigreur n'a cependant rien de comparable à celle des jeunes, dont les fonctions digestives et assimilatrices normales, en raison de leur âge, ont été plus profondément troublées.

L'autopsie des animaux morts naturellement et le sacrifice des survivants sont fixés au 24 décembre, soixante et un jours après le début de l'expérience. Le 22 décembre, les n⁰ˢ 2 et 6 s'échappent de l'abattoir ou me sont dérobés.

Les cadavres, au nombre de quatre, sont ouverts en présence de MM. les docteurs Chrestien, président de la Société centrale de médecine du Nord, professeur à l'Ecole de médecine de Lille ; Brémard, professeur à l'Ecole de médecine d'Arras, ancien interne des hôpitaux civils de Paris ; Germe, également professeur à l'Ecole d'Arras ; Canu, médecin-vétérinaire au 3e régiment du génie.

Sur *tous les sujets*, l'appareil respiratoire est gravement atteint. Le poumon est parsemé de nodules gris, durs, semi-transparents, superficiels ou profonds ; ceux-ci plus gros en général et pouvant atteindre le volume d'une forte tête d'épingle ; ceux-là, au contraire, sphériques, réduits pour la plupart à de fines granulations miliaires difficiles à dilacérer, donnant à la plèvre un aspect chagriné.

Les ganglions sous-maxillaires, rétro-pharyngiens et præpectoraux sont tuberculisés très visiblement à l'œil nu. Sur le n° 3, les lésions sont arrivées à un degré extraordinaire de généralisation ; la muqueuse laryngienne présente des phases différentes de la maladie, des granulations et des ulcérations rapprochées les unes des autres.

Les organes digestifs contenus dans la cavité abdominale sont dans un état encore plus remarquable. Dans le péritoine, les granulations se sont particulièrement groupées sur la partie terminale de l'iléon et sur l'origine du côlon ; elles sont denses, résistantes, grosses comme des grains de millet ou de chénevis. A l'intérieur de l'intestin grêle, les plaques de Peyer ont plus ou moins subi les atteintes de l'inflammation tuberculeuse. Au pourtour de la valvule iléocœcale, on observe sur le n° 4 des ulcérations à fond et bords d'un gris blanchâtre, chagrinés, granuleux ; elles sont arrondies ou ovales, quelques-unes réunies et formant des plaies qui intéressent toute l'épaisseur de la membrane charnue.

Sur le n° 3, ces derniers caractères sont peu prononcés, mais les autres lésions sont effrayantes. L'iléon est le siége d'une véritable éruption confluente; ses parois sont épaissies, dures, rugueuses au toucher ; la séreuse qui l'enveloppe a acquis également une grande épaisseur et offre comme des étages de granulations superposées. Le mésentère est rétracté, ratatiné ; ses replis, étendus dans les points correspondants aux parties de l'intestin où l'absorption s'exécute le plus activement, laissent voir sur le trajet des vaisseaux lymphatiques de nombreuses granulations semi-transparentes, du volume de petits grains de sable, granulations typiques disposées en chapelets presque rectilignes et convergents vers la citerne de Pecquet.

L'appareil ganglionnaire est dans un tel état d'hypertrophie tuberculeuse, surtout chez les jeunes, qu'il suffirait seul à expliquer leur état de marasme. La masse connue sous le nom de pancréas d'Aselli et les autres ganglions annexés à l'iléon et au côlon sont plus que doublés de volume, et, comme nous l'avons toujours observé dans les expériences précédentes, ils sont infiltrés de matière jaunâtre sur quelques points, blanchâtre, semi-transparente, plus ou moins caséeuse sur d'autres, parfois crétacée (1).

(1) Si pour quelques auteurs, pour M. Villemin, notamment, la forme calcaire est le dernier terme de la période rétrograde ou regressive de la tuberculose, la mise en liberté, — après résorption de la graisse et des parties liquides, — des sels qui ont pu entrer

Le foie et la rate, la rate principalement, sur deux sujets, présentent des nodules tuberculeux, saillants. Les autres organes abdominaux paraissent sains, ou au moins n'offrent pas de lésions appréciables à simple vue.

Nulle trace de parasite dans les poumons. La chatte inscrite sous le n° 6 aurait peut-être pu en fournir des spécimens si elle ne s'était échappée. Je la soupçonnais d'en avoir, car le diagnostic de l'affection parasitaire du chat est presque aussi facile à établir que les lésions à reconnaître quand on les a bien constatées une seule fois. Elles forment à la surface pulmonaire des mamelons d'aspect tout particulier ou des stries et des traînées sinueuses en relief (1).

dans la constitution de ce qui fut le tubercule, il faut reconnaître que cette explication ne satisfait nullement l'esprit, surtout lorsqu'on se trouve en présence des grandes concrétions qui envahissent parfois la presque totalité des poumons des animaux de l'espèce bovine, de ceux qui ont vieilli dans de mauvaises conditions d'hygiène. La calcification du poumon ne doit point être ici le *caput mortuum* de la tuberculose, mais plutôt une maladie idoine, identique à elle-même du commencement à la fin.

(1) L'expérience, dont M. Chauveau a entretenu l'Académie de médecine, séance du 15 septembre 1874, a porté sur trois jeunes chats, frères et du même âge. Deux furent logés à l'abattoir d'Arras et soumis à l'ingestion tuberculeuse. Le troisième, que M. Chauveau n'a pu voir, resta à Vis-en-Artois avec sa mère, et se tint habituellement dans les granges et greniers de la ferme où il était né. A l'autopsie des premiers, faite le 30 août 1874, on put constater tous les caractères de la tuberculose généralisée (Voir *Bulletin de l'Académie*). Celui qui avait été conservé pour servir de terme de comparaison fut sacrifié le 27 septembre et autopsié devant les membres de la Société de médecine-vétérinaire du Nord et du Pas-de-Calais. Tous les organes sont absolument sains, à l'exception des poumons sur lesquels on remarque les saillies ma-

Revenons à la tuberculose et constatons qu'aucun des chats soumis à l'expérience, et dont l'autopsie a pu être faite, n'a échappé à l'infection, et que la cause qui a donné naissance aux tubercules a été tellement puissante qu'elle s'est manifestée à la fois par la gravité des lésions, leur multiplicité et leur généralisation.

Sur les chiens, les résultats ont été moins uniformes ; ces animaux avaient cependant mangé gloutonnement d'énormes quantités de matière tuberculeuse.

Sur le n° 7, tous les organes sont à l'état normal.

Sur le n° 8, les parois intestinales semblent épaissies et infiltrées dans la portion iléo-cœcale.

Sur le n° 9, les poumons présentent des lésions analogues, sinon identiques, à celles de la tuberculose.

Même observation pour les ganglions mésentériques. L'iléon et le gros côlon sont envahis par une sorte de végétation tuberculeuse, dure, faisant saillie à l'extérieur.

Ces nouvelles expériences, rapprochées de celles que j'ai faites en 1875, dont les sujets ont été présentés à une

melonnées ou en forme de traînées sinueuses indiquées plus haut comme caractéristiques des affections parasitaires.

L'examen microscopique, fait de concert avec M. le professeur Brémard, montre de nombreux parasites diversement contournés, sortes de vers nématoïdes filariens. — Rien nulle part de la tuberculose.

Quelle peut bien être la cause de la maladie parasitaire du poumon des chats ? Je ne sais; mais je puis dire que le parasite paraît atteindre de préférence ceux de ces animaux qui vivent dans les greniers ou les granges, et font le mieux la chasse aux rongeurs, soit qu'ils en trouvent les germes dans leurs aliments, soit dans les lieux qu'ils habitent.

commission de l'Académie de médecine le 29 janvier 1874 ;
de celles plus récentes dont les résultats ont été communi-
qués à la même Académie, le 15 septembre 1874, m'auto-
risent à affirmer que, dans les conditions où j'ai opéré, on
peut sûrement tuberculiser le chat par infection digestive.

Resterait à savoir quels troubles l'ingestion de produits
pathologiques autres que le tubercule détermineraient dans
l'organisme, et si les chats tuberculisés seraient tous voués
à une mort plus ou moins prochaine ou susceptibles de
guérison par les simples efforts de la nature. Ce sera l'ob-
jet d'une autre série d'expériences (1) dont le dénouement,
en ce qui concerne la curabilité, se fera peut-être attendre
assez longtemps, expériences que j'exécuterai à la manière
ordinaire, *coram populo*, non pour ou contre telle ou telle
doctrine, mais en praticien qui veut s'éclairer sur une question qui intéresse l'économie sociale et l'hygiène publique.

La solution, à ce double point de vue, pourrait d'ores et
déjà être poursuivie et obtenue en rejetant de la consommation, pour le plus grand bien de tous, les bêtes tuberculeuses,
encore bien qu'il fût démontré que la tuberculose bovine
n'est pas transmissible à l'homme et que l'ingestion de viandes
tuberculeuses n'a aucune part dans le million de victimes
humaines que la phthisie fait chaque année en Europe.

La maladie ne frappe guère les jeunes, tous les observa-
teurs sont d'accord à cet égard, que quand elle est *le résul-
tat d'une contagion* par suite de *cohabitation avec*

(1) Cette nouvelle série est en cours d'exécution au moment où
nous publions ces lignes et nous en connaîtrons en partie le ré-
sultat dans le courant de décembre 1875.

des phthisiques : nous en avons fourni plus haut des exemples assez concluants, que nous aurions pu multiplier sans sortir de notre clientèle ordinaire.

Ceux qui en apportent le germe en naissant, chez lesquels elle n'est qu'*héréditaire*, c'est-à-dire *à longue évolution*, arrivent souvent en parfait état à l'abattoir, avant que ce germe ait eu le temps d'éclore, si leur exploitation a été bien entendue, si, à l'hérédité ne sont venues se joindre l'insuffisance de l'air respirable et de la lumière dans l'habitation, la décrépitude et la misère physiologique, toutes circonstances bien capables à elles seules de produire la phthisie.

C'est donc faire de l'économie à rebours que de prendre la défense, *en parole, plutôt qu'en fait*, des viandes provenant d'animaux tuberculeux, généralement épuisés par la vieillesse et les nombreuses gestations.

Daus la région du Nord de la France, l'économie du bétail a, il est vrai, pour premier objectif la production du lait et du beurre ; mais si, au lieu de faire produire neuf ou dix veaux aux mêmes mères, les petits cultivateurs ne leur en demandaient que cinq, comme à cet âge (sept ans environ) elles jouissent encore de la faculté d'assimiler *promptement* et *avantageusement* la nourriture, elles fourniraient une grande quantité de viande de première qualité, et, en activant la source où se puise la force des populations, contribueraient à accroître la vigueur physique et morale de la nation et de la race.

Cinq ou six ans plus tard, elles sont poitrinaires dans la proportion de 20 à 30 pour 100, *infectent* d'abord leurs proches voisines, puis communiquent à leurs derniers veaux *le germe*, qui *deviendra* HÉRÉDITAIRE, d'une maladie SOUVENT ACQUISE (1).

A ce moment, elles ne donnent plus que du lait altéré dans sa qualité, comme les analyses de Lassaigne l'ont surabondamment établi. Pauvre en matières azotées grasses ou sucrées, ce lait est, au contraire, très riche en eau, d'où sa grande *fluidité* et en sels calcaires ou siliceux qui lui donnent un aspect bleuâtre et des propriétés légèrement purgatives. Ses éléments constitutifs ne se rencontrant plus dans leurs proportions normales *physiologiques*, il doit être insuffisant, irritant même pour les enfants, dont il forme parfois l'unique aliment. Ce qu'il y a de trop certain, c'est que, sans nous arrêter à savoir si ce lait est capable à lui seul de communiquer la phthisie tuberculeuse, comme certains expérimentateurs l'affirment, et notamment Gerlach, sans insister sur une relation quelconque d'effet à cause, ce qu'il y a, disonsnous, de trop certain, c'est que dans les grandes villes, où l'on rencontre un si grand nombre de vaches laitières poitrinaires, les très jeunes enfants allaités artificiellement payent un effrayant tribut à la *diarrhée* et à la *tuberculose générale ou localisée.*

(1) Dans la région du Nord, la tuberculose est commune, car les vaches, plus ou moins *épuisées par la sécrétion lactée,* entrent dans la consommation, par rapport aux bœufs, dans la proportion minimum de 95 pour 100.

Dans le Sud-Ouest, la proportion peut être renversée ; les vaches y sont, d'ailleurs, médiocres laitières, — ce qui explique en grande partie que sur onze mille bêtes bovines entrées à l'abattoir de Bordeaux, du 1er janvier au 15 octobre 1873, *treize bœufs seulement* ont présenté des lésions de la tuberculose.

Quant à la viande de ces mêmes bêtes poitrinaires, elle est souvent un leurre, si pas un danger, non sans doute pour ceux qui la vendent, mais pour les malheureux qui en font usage.

Il y a là un progrès à réaliser au point de vue de la prophylaxie de la phthisie comme de la fortune et de la santé publiques, et les cultivateurs, qui ne font un pas en avant que poussés par nécessité, l'*ingénieuse*, le réaliseront le jour où ils sauront qu'en laissant trop vieillir leurs vaches, ils les rendent phthisiques et se condamnent à les voir rejeter de la consommation.

La diminution des vieilles bêtes entraînerait forcément une augmentation proportionnelle des adultes, et, l'élevage comprenant alors toutes les génisses capables de faire de bonnes mères, nous n'aurions plus le regret de constater avec quelle profusion tombent dans nos abattoirs, avant l'âge de trois mois, celles qui réunissent au plus haut degré les signes généraux et locaux qui caractérisent l'aptitude laitière.

Ce sont aussi celles qui prennent le plus vitement la chair et la graisse, parce que *lait et chair* sont des produits *corrélatifs adéquats* et que dans la race flamande, la vache passe si complétement de l'un à l'autre, qu'elle semble fournir, dans le domaine de la physiologie, une démonstration d'une des grandes découvertes du siècle : je veux dire de l'unité des forces physico-chimiques ou au moins de leur transformation *sans perte*, en passant d'une forme à une autre.

www.ingramcontent.com/pod-product-compliance
Lightning Source LLC
LaVergne TN
LVHW011038050726
842519LV00004B/1436